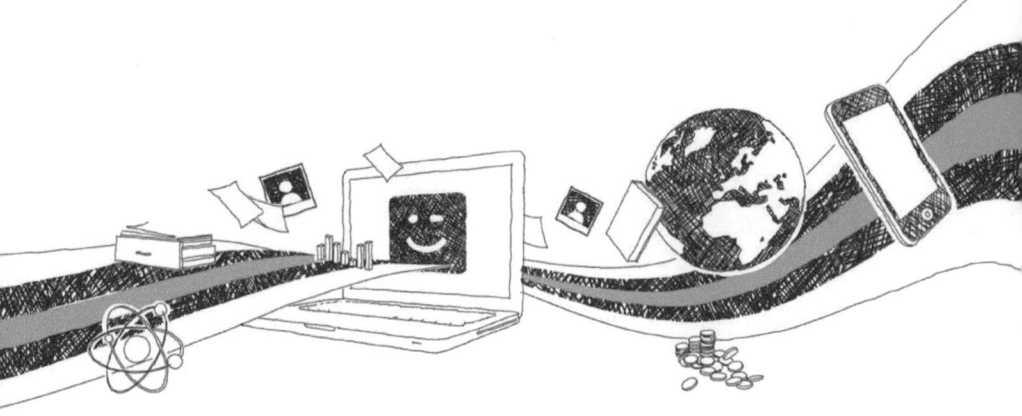
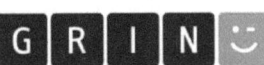

Bibliografische Information der Deutschen Nationalbibliothek:

Die Deutsche Bibliothek verzeichnet diese Publikation in der Deutschen National-
bibliografie; detaillierte bibliografische Daten sind im Internet über http://dnb.d-
nb.de/ abrufbar.

Impressum:

Copyright © 2016 GRIN Verlag
Druck und Bindung: Books on Demand GmbH, Norderstedt Germany
ISBN: 9783346059000

Dieses Buch bei GRIN:

https://www.grin.com/document/506708

Felicia Ripsam

Soziale Ungleichheit und Gesundheit. Einfluss des sozialen Umfelds auf die Ernährung von Kindern und Jugendlichen

GRIN Verlag

GRIN - Your knowledge has value

Der GRIN Verlag publiziert seit 1998 wissenschaftliche Arbeiten von Studenten, Hochschullehrern und anderen Akademikern als eBook und gedrucktes Buch. Die Verlagswebsite www.grin.com ist die ideale Plattform zur Veröffentlichung von Hausarbeiten, Abschlussarbeiten, wissenschaftlichen Aufsätzen, Dissertationen und Fachbüchern.

Besuchen Sie uns im Internet:

http://www.grin.com/

http://www.facebook.com/grincom

http://www.twitter.com/grin_com

Hochschule Ludwigshafen am Rhein

Fachbereich I

– Management, Controlling, HealthCare –

Gesundheitsökonomie im Praxisverbund

Seminararbeit

Thema:

-Soziale Ungleichheit und Gesundheit-

Einfluss des sozialen Umfelds auf das Ernährungsverhalten von Kindern und Jugendlichen

Verfasserin:

Felicia Ripsam

Bearbeitungszeitraum: 26.09.2016–

07.11.2016

I. Inhaltsverzeichnis

II. Abbildungsverzeichnis

III. Tabellenverzeichnis

IV. Abkürzungsverzeichnis

BMI   Body Mass Index

BZgA Bundeszentrale für gesundheitliche Aufklärung

DGE   Deutsche Gesellschaft für Ernährung

DIW   Deutsches Institut für Wirtschaftsforschung

e. V.   eingetragener Verein

KiGGS Studie zur Gesundheit von Kindern und Jugendlichen in Deutschland

RKI   Robert Koch-Institut

SOEP Sozio-ökonomisches Panel

1 Einleitung

„Kinder und Jugendliche benötigen für ihre körperliche und geistige Entwicklung, ihre Konzentrations- und Leistungsfähigkeit sowie für die Stärkung ihrer Immunabwehr eine optimale Versorgung mit allen Nährstoffen. Eine ausgewogene Ernährung ist in der Wachstumsphase von besonderer Bedeutung."[1]

Ungünstige Ernährungsgewohnheiten stehen in einem engen Zusammenhang mit Erkrankungen wie Diabetes Typ 2, Herz-Kreislauf-Erkrankungen und Adipositas sowie vereinzelten Krebsarten.[2]

Deshalb ist eine ausgewogene und nährstoffreiche Ernährung, die bereits im Kindesalter ansetzt, von großer Bedeutung und zählt als beste Voraussetzung dafür, um die Förderung und die Erhaltung der physischen und der psychischen Gesundheit zu gewährleisten.[3]

Das im Laufe der Kindheit entwickelte Ernährungsverhalten wird oft im Erwachsenenalter beibehalten und beeinflusst damit die Gesundheit und das Wohlbefinden im späteren Alter. Daher sollte die Elternkompetenz in Ernährungsfragen von Anfang an gestärkt werden.[4]

Aufgrund der mit den ernährungsabhängigen Krankheiten verbundenen steigenden Kosten im Gesundheitswesen sowie der starken gesundheitlichen Unterschiede entlang des sozialen Gradienten könnte die Prävention eine wichtige und bedeutsame Aufgabe darstellen.[5]

Die aktuelle ‚Studie zur Gesundheit von Kindern und Jugendlichen in Deutschland' (KiGGS), die im Rahmen des Gesundheitsmonitorings vom Robert Koch-Institut durchgeführt wird, legt hier einen Grundstein für eine solide Datenbasis.

---

[1] Deutsche Gesellschaft für Ernährung e.V. (2016), o. S.
[2] Vgl. World Health Organization (2003); zit. n. Fekete, Christine; Weyers, Simone (2016), S. 197.
[3] Vgl. Koletzko, Toschke & von Kries (2004); DGE (2000); zit. n. Molderings, Mareen (2008), S. 1.
[4] Vgl. Robert Koch-Institut; Bundeszentrale für gesundheitliche Aufklärung (2008), S. 99.
[5] Vgl. Molderings, Mareen (2008), S. 1.

Die Ergebnisse der KiGGS-Basiserhebung sowie der KiGGS Welle 1 liegen bereits vor und geben einen Einblick in die aktuelle Gesundheitslage von Kindern und Jugendlichen, während die KiGGS Welle 2 noch bis Februar 2017 andauern soll.[6]

Vor diesem Hintergrund soll in dieser Seminararbeit die Fragestellung behandelt werden, inwiefern sich die soziale Lage von Kindern und Jugendlichen auf deren Ernährung auswirkt und ob die Ernährung von Kindern und Jugendlichen nach sozialer Schicht unterschiedlich stark von einer gesundheitsförderlichen Ernährungsweise abweicht. Des Weiteren sollen hierfür Erklärungsansätze gefunden sowie abschließend Maßnahmen der Prävention aufgezeigt werden.

2 Soziale und gesundheitliche Ungleichheit

2.1 Soziale Ungleichheit und sozioökonomischer Status

Eine verbreitete Definition des Begriffs ‚soziale Ungleichheit' liefert Stefan Hradil: „Soziale Ungleichheit liegt dann vor, wenn Menschen aufgrund ihrer Stellung in sozialen Beziehungsgefügen von den wertvollen Gütern einer Gesellschaft regelmäßig mehr als andere erhalten."[7] Unter den hier genannten ‚Gütern' können verschiedene Ressourcen verstanden werden, das heißt Hilfsmittel autonomen Handelns, beispielsweise die eigene Bildung, die berufliche Stellung oder das Einkommen[8], wobei es sich hier um Merkmale der ‚vertikalen' sozialen Ungleichheit handelt. Besonders das Einkommen wird als zentraler Indikator für die vertikale soziale Ungleichheit angesehen. Diese vertikalen Merkmale ermöglichen eine Unterteilung der Bevölkerung in obere und untere Schichten, wodurch sich der ‚sozioökonomische Status' einer Person bestimmen lässt, welcher eine Einordnung in eine hierarchische Skala ermöglicht.[9]

---

[6] Vgl. Robert Koch-Institut (2016a), o. S.
[7] Hradil, Stefan (2001), S. 30.
[8] Vgl. Hradil, Stefan (2009), S. 36.
[9] Vgl. Mielck, Andreas; Helmert, Uwe (2016), S. 494.

Neben der vertikalen Untergliederung lässt sich die Bevölkerung anhand von Merkmalen wie Alter, Geschlecht, Nationalität, Wohnort, Familienstand oder auch Zahl der Kinder in Gruppen unterteilen, zwischen denen ebenso soziale Ungleichheiten bestehen können. Hierbei wird von der ‚horizontalen' sozialen Ungleichheit gesprochen.[10]

Viele sozial-epidemiologische Studien haben gezeigt, dass Personen aus unteren Sozialschichten erheblich kränker sind. Deshalb kommt den Merkmalen der vertikalen sozialen Ungleichheit immer noch eine hohe Bedeutung zu. Jedoch ist eine saubere Trennung zwischen den vertikalen und den horizontalen Merkmalen aufgrund von vielfältigen Lebenslagen nicht mehr möglich und auch nicht sinnvoll, da nur die Kombination beider zu einer Erklärung von ungleich verteilten Ressourcen führt.[11]

2.2 Gesundheitliche Ungleichheit

Durch eine große Anzahl von Studien, die zu den Ergebnissen kamen, dass die Sozialstruktur in Deutschland die Gesundheit entscheidend beeinflusst, wurde der Zusammenhang von sozialer Ungleichheit und dem Gesundheitszustand belegt. In der Forschung steht die ‚vertikale' Gliederung der Gesellschaft im Mittelpunkt, denn es konnte immer wieder nachgewiesen werden, dass Personen aus niedrigeren sozialen Schichten einen schlechteren Gesundheitszustand aufweisen als Personen mit einem höheren sozialen Status. Dieser Zusammenhang zwischen dem sozialen Status und dem Gesundheitszustand wird als „gesundheitliche Ungleichheit" bezeichnet und lässt sich anhand der Mortalität sowie der Morbidität beschreiben.[12]

Die Dimensionen der gesundheitlichen Ungleichheit zeigen sich explizit bei Analysen zur Lebenserwartung, in welchen meist das Einkommen als Maßstab zugrunde gelegt wird.[13] Dieser Zusammenhang von Einkommen und Lebenserwartung wird in der Abbildung 3–1 sichtbar: Die Grafik macht deutlich, dass Personen mit einem niedrigen Einkommen eine geringere Lebenserwartung aufweisen als Personen aus höheren Einkommensgruppen. Zusätzlich zeichnet sich hier ein enormer Geschlechtsunterschied in der

---

[10] Vgl. Mielck, Andreas; Helmert, Uwe (2016), S. 494–495.
[11] Vgl. Mielck, Andreas; Helmert, Uwe (2016), S. 495.
[12] Vgl. Richter, Matthias; Hurrelmann, Klaus (2009), S. 16.
[13] Vgl. Mielck, Andreas (2012), S. 129.

Lebenserwartung ab, indem Frauen in jeder Einkommensklasse eine viel höhere Lebens-
erwartung aufweisen als Männer. Grundlage dieser Berechnungen dienten die Daten des
Sozio-ökonomischen Panels (SOEP) des deutschen Instituts für Wirtschaftsforschung
(DIW), einer repräsentativen Stichprobe mit jährlich mehr als 22.000 Befragten.[14]

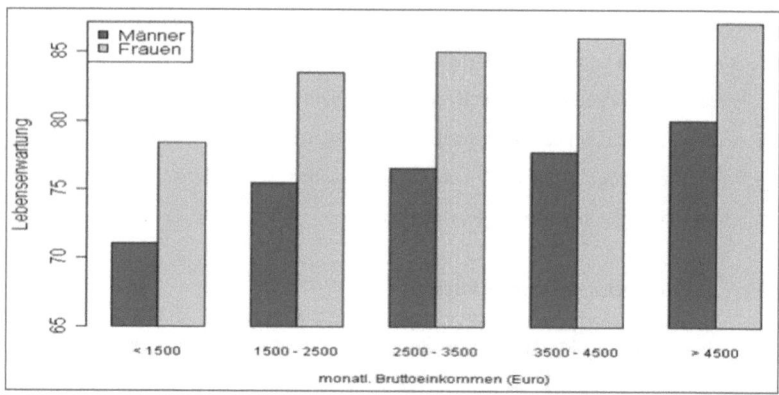

Abbildung 2-1: Zusammenhang von Einkommen und Lebenserwartung

Quelle: Lauterbach, Karl (2006), S. 4

Doch nicht nur Analysen zur Lebenserwartung, sondern auch Studien zum Gesundheitszustand zeigen, dass die meisten gesundheitlichen Beschwerden in den unteren Einkom-
mens- oder Bildungsgruppen besonders häufig auftreten. Hier wird auf die Frage, wie die
Probanden den eigenen Gesundheitszustand einschätzen, besonders oft mit ‚schlecht' ge-
antwortet. Dasselbe Bild zeigt sich bei chronischen Erkrankungen wie Diabetes, Krebs,
Herz-Kreislauf-Erkrankungen oder chronische Atemwegserkrankungen. Hier ist die Prä-
valenz in unteren Bildungsgruppen oft sehr hoch.[15]

In der Abbildung 3–2 wird dieser Zusammenhang zwischen dem relativen Einkommen
und der Morbidität erkennbar. Hierbei handelt es sich um eine Grafik aus der ‚Expertise
des Robert Koch-Instituts zum 2. Armuts- und Reichtumsbericht der Bundesregierung'.
In der Expertise wurde die Zufriedenheit mit der Gesundheit auf einer Skala von ‚ganz

---

[14] Vgl. Lauterbach, Karl (2006), S. 2f.
[15] Vgl. Mielck, Andreas (2012), S. 130.

und gar unzufrieden' bis ‚ganz und gar zufrieden' erfasst, indem die mittleren Zufriedenheitswerte für Männer und Frauen unterteilt in je fünf Einkommensgruppen zusammengestellt wurden. Zu erkennen ist, dass die Gesundheitszufriedenheit mit der Höhe des Einkommens tendenziell zunimmt, was bedeutet, dass Personen mit einem geringen relativen Einkommen ihren Gesundheitszustand schlechter einschätzen als Personen mit einem höheren relativen Einkommen.[16]

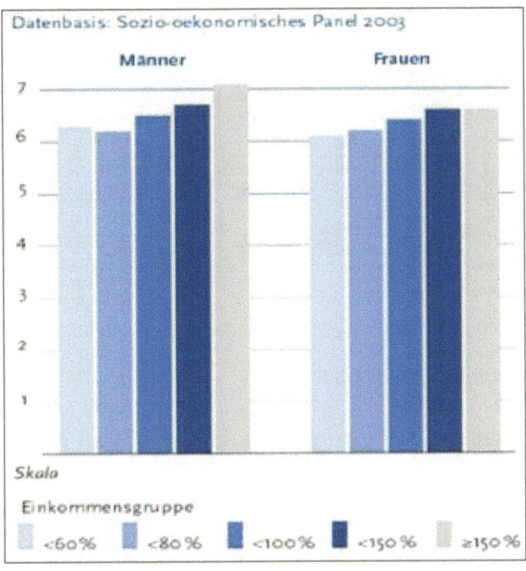

Abbildung 2-2: Zufriedenheit* mit der Gesundheit nach Einkommen und Geschlecht

Skala von 0 bis 10: höhere Werte bedeuten größere Zufriedenheit

Quelle: Lampert, Thomas; Saß, Anke-Christine; Häfelinger, Michael; Ziese, Thomas (2005), S. 30.

Die in den vorliegenden Studien nachgewiesenen Resultate können entscheidend belegen, dass die Determinanten Einkommen, Bildung und Beruf in einem zentralen Zusammenhang mit Mortalität und Morbidität stehen.[17]

---

[16] Vgl. Lampert, Thomas; Saß, Anke-Christine; Häfelinger, Michael; Ziese, Thomas (2005), S. 29.
[17] Vgl. Richter, Matthias; Hurrelmann, Klaus (2009), S. 19.

2.3   Erklärung von gesundheitlicher Ungleichheit

Ein in Deutschland häufig verwendetes Modell zur Erklärung der gesundheitlichen Ungleichheit liefert Andreas Mielck:

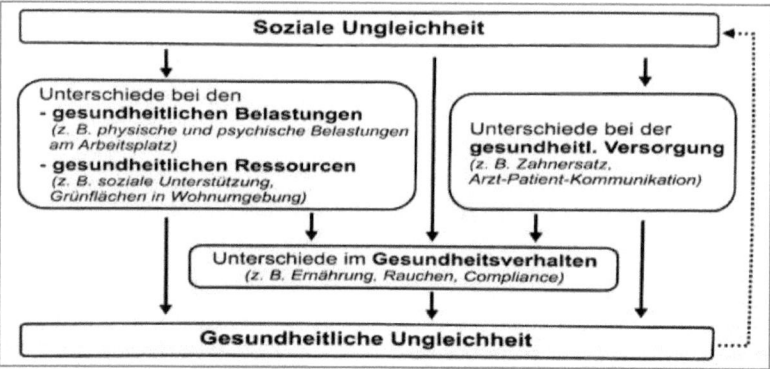

Abbildung 2-3: Modell zur Erklärung der gesundheitlichen Ungleichheit

Quelle: Mielck, Andreas (2005), S. 136.

Ausgangspunkt in diesem Modell ist die „soziale Ungleichheit", spezifiziert durch die
Dimensionen Bildung, berufliche Stellung und das Einkommen. Diese unterschiedlichen
sozialen Lebensbedingungen erleichtern oder erschweren es für den Menschen gesund zu
leben. Unterschiedlich verteilte gesundheitliche Belastungen stehen in Korrespondenz
mit unterschiedlich verteilten gesundheitlichen Ressourcen. Zusätzlich gibt es Unterschiede in der gesundheitlichen Versorgung der Bevölkerung. Dieser Einfluss von Belastungen bzw. Ressourcen und der gesundheitlichen Versorgung hat eine Auswirkung auf
das individuelle Gesundheitsverhalten und führt somit zur „Gesundheitlichen Ungleichheit". Die hierarchische Anordnung in diesem Modell bedingt eine Betonung der Wirkungen unterschiedlicher Lebensbedingungen auf die Gesundheit. Aus gesundheitlicher
Ungleichheit wiederum kann ein Rückwirkungseffekt auf die soziale Ungleichheit aus-
gehen.[18]

---

[18] Vgl. Elkeles, Thomas; Mielck, Andreas (1997), S. 33–34.

Ausgehend davon soll Folgendes verdeutlicht werden:

1. Das Gesundheitsverhalten eines jeden Menschen wird durch seine Lebensverhält-nisse geprägt. Dies geschieht als Folge des Zusammenwirkens von Belastungen und Ressourcen.

2. Um die gesundheitliche Ungleichheit zu verringern, ist es notwendig, Maßnah-men zu finden, die vor allem bei den Lebensverhältnissen ansetzen.

3. Ein wichtiger Ansatz ist zudem, Unterschiede in der gesundheitlichen Versorgung zu beseitigen. Dies betrifft beispielsweise das Versorgungsangebot (z. B. gesetz-liche und private Krankenversicherung), die Inanspruchnahme (z. B. Zuzahlun-gen, Wartezeiten) oder die Qualität (z. B. Dauer des Gesprächs mit dem Arzt).[19]

3 Gesundheitliche Ungleichheit bei Kindern und Jugendlichen

3.1 Bedeutung

In den letzten Jahren sind vor allem Kinder und Jugendliche in den Mittelpunkt der For-schung und Berichterstattung gerückt, da sie die Hauptleidtragenden in der Entwicklung zunehmender Ungleichheit der Lebensverhältnisse in Deutschland sind. Außerdem zielt die Forschung zur gesundheitlichen Ungleichheit nicht mehr allein auf die Ermittlung und die Beschreibung von Zusammenhängen zwischen der sozialen und der gesundheitlichen Situation ab, vielmehr steigt das Interesse für deren Erklärung und Möglichkeiten für po-litische Interventionen. Demzufolge kommt Kindern und Jugendlichen für die Erklärung gesundheitlicher Ungleichheit ein hoher Stellenwert zu, da im Kindes- und Jugendalter bedeutsame Weichenstellungen für die gesundheitliche Entwicklung im Lebenslauf er-folgen. Diese können entscheidend durch die bestehenden Lebensverhältnisse beeinflusst werden. Gesundheitsstörungen und Belastungen, die in jungen Jahren auftreten, setzen sich oft bis in spätere Lebensphasen fort oder können sich in manifesten Erkrankungen niederschlagen.[20]

---

[19] Vgl. Mielck, Andreas (2012), S. 135.
[20] Vgl. Lampert, Thomas; Richter, Matthias (2009), S. 209.

Für die Erklärung der gesundheitlichen Ungleichheit verdeutlicht dies, welche hohe Bedeutsamkeit für die Gesundheit im Erwachsenenalter den Gesundheitsfaktoren im Kindes- und Jugendalter zukommt.[21]

3.2 Aktuelle Datenlage

Eine der wichtigsten Datenquellen für die Betrachtung gesundheitlicher Ungleichheit im Bezug auf das Ernährungsverhalten bei Kindern und Jugendlichen stellt die ‚Studie zur Gesundheit von Kindern und Jugendlichen in Deutschland' (KiGGS) dar, welche vom Robert Koch-Institut (RKI) durchgeführt wird. Mit der Basiserhebung, die damals noch als Kinder- und Jugendgesundheitssurvey bezeichnet wurde und von 2003 bis 2006 erfolgte, lagen für Deutschland erstmalig repräsentative Gesundheitsdaten für Kinder und Jugendliche vor. Seit 2009 gehört KiGGS zum Gesundheitsmonitoring des Robert Koch-Instituts und wird dort als Langzeitstudie fortgeführt, indem wiederholt bundesweit repräsentative Daten (Welle 1 und 2) zur aktuellen gesundheitlichen Lage der unter 18-Jährigen zur Verfügung gestellt werden. Die Datenerhebung erfolgt mithilfe von Befragungen, medizinischen Untersuchungen, Tests und Laboranalysen. Zudem beinhaltet KiGGS eine Kohorte. Hierbei werden Kinder und Jugendliche der Basiserhebung im weiteren Zeitverlauf erneut befragt, sodass die Ursachen und die Bedingungen von gesundheitlichen Veränderungen mit zunehmendem Alter analysiert werden können. Die Daten des Gesundheitsmonitorings bilden eine Informationsgrundlage für die Gesundheitswissenschaften (Public Health) und die Gesundheitspolitik, um gezielt Präventions- und Interventionsmaßnahmen zu entwickeln.[22]

An der KiGGS-Basiserhebung (Mai 2003 bis Mai 2006) nahmen 17.641 Kinder und Jugendliche bis 17 Jahre teil. Die Schwerpunkte der Basiserhebung waren Gesundheitsstatus, Gesundheitsverhalten, Lebensbedingungen, Schutz- und Risikofaktoren sowie die Inanspruchnahme von Leistungen des Gesundheitssystems.[23] In der KiGGS Welle 1, die sich von Juni 2009 bis Juni 2012 erstreckte, wurden 12.368 Kinder und Jugendliche bis

---

[21] Vgl. Erhart, Michael; Wille, Nora; Ravens-Sieberer, Ulrike (2008), S. 331.
[22] Vgl. Robert Koch-Institut (2016a), o. S.
[23] Vgl. Robert Koch-Institut (2016a), o. S.

24 Jahre befragt. Erneut einbezogen wurden die Kinder und Jugendlichen der Basiserhebung, die mittlerweile zum Teil erwachsen waren.[24]

Die aktuell bestehende KiGGS Welle 2, die seit September 2014 läuft und bis Februar 2017 andauern soll, umfasst die voraussichtliche Befragung von ca. 23.000 Kindern, Jugendlichen und jungen Erwachsenen bis zu 29 Jahren.[25]

3.3   Allgemeiner Gesundheitszustand

In der KiGGS Welle 1 wurden die Eltern zur subjektiven Einschätzung des allgemeinen Gesundheitszustands ihrer Kinder befragt. Zusätzlich wurde eine Selbsteinschätzung von den 11- bis 17-Jährigen erhoben. Das Spektrum der Antwortmöglichkeiten erstreckte sich von ‚sehr gut‘, ‚gut‘ über ‚mittelmäßig‘, ‚schlecht‘ bis hin zu ‚sehr schlecht‘. In den folgenden Abbildungen werden die Angaben der Eltern jeweils für Mädchen und Jungen dargestellt. Dies erfolgt differenziert nach Alter und Sozialstatus:[26]

	Sehr gut		Gut		Mittelmäßig		Schlecht		Sehr schlecht	
	%	(95%-KI)	%	(95%-KI)	%	(95%-KI)	%	(95%-KI)	%	(95%-KI)
Mädchen	52,4	(50,0–54,9)	41,0	(38,9–43,2)	5,7	(4,9–6,7)	0,7	(0,4–1,1)	0,2	(0,1–0,4)
Alter										
3–6 Jahre	59,1	(54,9–63,1)	35,6	(31,9–39,4)	4,7	(3,1–7,2)	0,4	(0,2–1,1)	0,2	(0,0–1,3)
7–10 Jahre	59,6	(55,0–64,1)	36,1	(31,8–40,6)	3,6	(2,6–5,1)	0,6	(0,2–1,5)	0,1	(0,0–0,4)
11–13 Jahre	53,1	(48,9–57,2)	39,6	(35,9–43,5)	6,6	(4,6–9,5)	0,6	(0,1–2,6)	0,0	(0,0–0,4)
14–17 Jahre	39,4	(35,6–43,3)	51,4	(47,6–55,2)	8,0	(6,1–10,2)	1,0	(0,4–2,5)	0,3	(0,1–1,2)
Sozialstatus										
Niedrig	43,2	(36,7–50,0)	46,8	(41,0–52,7)	8,4	(5,6–12,5)	1,6	(0,6–3,8)	–	–
Mittel	51,5	(48,6–54,3)	42,0	(39,5–44,6)	5,7	(4,7–6,9)	0,5	(0,3–1,1)	0,3	(0,1–0,7)
Hoch	64,5	(60,9–67,9)	32,3	(29,1–35,7)	3,1	(2,2–4,3)	0,1	(0,0–0,5)	–	–
Gesamt (Mädchen und Jungen)	51,7	(49,9–53,4)	42,0	(40,4–43,6)	5,6	(5,0–6,4)	0,6	(0,4–0,9)	0,1	(0,1–0,3)

Tabelle 3-1: Häufigkeitsverteilung der elterlichen Einschätzung des allgemeinen Gesundheitszustands von 3- bis 17-jährigen Mädchen nach Alter und Sozialstatus

Quelle: Robert Koch-Institut (2014), S. 3.

---

[24] Vgl. Robert Koch-Institut (2016a), o. S.
[25] Vgl. Robert Koch-Institut (2016a), o. S.
[26] Vgl. Robert Koch-Institut (2014), S. 1.

	Sehr gut		Gut		Mittelmäßig		Schlecht		Sehr schlecht	
	%	(95%-KI)	%	(95%-KI)	%	(95%-KI)	%	(95%-KI)	%	(95%-KI)
Jungen	50,9	(48,9-52,9)	42,9	(41,0-44,9)	5,5	(4,6-6,6)	0,5	(0,3-1,0)	0,1	(0,0-0,4)
Alter										
3-6 Jahre	52,7	(48,8-56,6)	42,3	(38,7-46,1)	4,1	(2,7-6,1)	0,9	(0,4-1,7)	-	-
7-10 Jahre	56,5	(52,8-60,2)	38,1	(34,5-41,9)	5,3	(3,6-7,8)	0,1	(0,0-0,4)	-	-
11-13 Jahre	47,2	(43,4-51,1)	46,6	(42,7-50,6)	5,0	(3,6-6,9)	0,8	(0,3-2,2)	0,4	(0,1-1,7)
14-17 Jahre	46,9	(43,5-50,3)	45,1	(41,6-48,6)	7,4	(5,7-9,6)	0,6	(0,1-2,2)	0,0	(0,0-0,3)
Sozialstatus										
Niedrig	39,6	(34,1-45,4)	49,2	(43,3-55,2)	10,0	(7,1-14,1)	0,9	(0,3-3,0)	0,3	(0,0-1,9)
Mittel	52,1	(49,7-54,4)	42,7	(40,4-45,1)	4,7	(3,8-5,9)	0,5	(0,3-1,0)	-	-
Hoch	60,2	(57,5-62,9)	36,5	(34,0-39,2)	2,7	(2,0-3,7)	0,4	(0,1-1,0)	0,2	(0,0-0,7)
Gesamt (Mädchen und Jungen)	51,7	(49,9-53,4)	42,0	(40,4-43,6)	5,6	(5,0-6,4)	0,6	(0,4-0,9)	0,1	(0,1-0,3)

Tabelle 3-2: Häufigkeitsverteilung der elterlichen Einschätzung des allgemeinen Gesundheitszustands von 3- bis 17-jährigen Jungen nach Alter und Sozialstatus

Quelle: Robert Koch-Institut (2014), S. 3.

Aus diesen Analysen geht hervor, dass auch bei Kindern und Jugendlichen die Gesundheitszufriedenheit mit der Höhe des sozialen Status zunimmt und Eltern aus sozial niedrigeren Schichten den Gesundheitszustand ihrer Kinder subjektiv schlechter einschätzen als Eltern, die einem höheren sozialen Status zugeordnet werden. Mädchen aus einer niedrigen Sozialschicht weisen mit 10,0 % im Vergleich zu Gleichaltrigen aus der hohen Statusgruppe (3,2 %) deutlich häufiger einen mittelmäßigen oder schlechteren allgemeinen Gesundheitszustand auf, dies gilt analog auch für die Jungen. Auch das Alter spielt eine Rolle. Etwa 5 % der Kinder im Vorschul- und im Grundschulalter weisen einen mittelmäßigen oder schlechteren Gesundheitszustand auf, im Jugendalter (14- bis 17-Jährige) steigt dieser Anteil bis auf rund 9 % an.[27]

4 Ernährungsverhalten

4.1 Definition

„Ernährungsverhalten ist eine Handlung, die willentlich oder gewohnheitsmäßig abläuft. Sie umfasst die Nahrungsbeschaffung, Zubereitung, den Verzehr und die Nachbereitung von Lebensmitteln durch ein Individuum und/oder von sozialen Gruppen. ... Das Ernäh-

---

[27] Vgl. Robert Koch-Institut (2014), S. 1–2.

rungshandeln bzw. Ernährungsverhalten eines Individuums ist immer eine Folge endogener und exogener Ursachen; deren Wirkungen können sowohl individueller als auch überindividueller Art sein."[28]

Das Ernährungsverhalten nimmt in Bezug auf die Gesundheit einen bedeutenden Faktor ein, denn sie beeinflusst maßgeblich das physische, das psychische und das soziale Wohlbefinden, weshalb zum Aufbau, zur Förderung und zur Erhaltung einer langfristigen Gesundheit eine vollwertige Ernährung empfohlen wird.[29] Hierzu hat die Deutsche Gesellschaft für Ernährung (DGE) zehn Richtlinien, einen Ernährungskreis sowie eine Lebensmittelpyramide als Orientierung für gesunde Ernährung veröffentlicht. Die DGE empfiehlt im Allgemeinen eine abwechslungsreiche Kombination nährstoffreicher und energiearmer Lebensmittel entlang der Ernährungspyramide, eine reichliche Flüssigkeitszufuhr, schonende Zubereitung, kein hastiges Essen, Gewichtskontrolle und regelmäßige körperliche Bewegung. Die dreidimensionale Lebensmittelpyramide unterstützt Mittlerkräfte bei der Erläuterung einer vollwertigen Ernährung gegenüber Verbrauchern. Sie ist wie folgt aufgebaut: An erster Stelle steht die Flüssigkeitszufuhr, man sollte täglich mindestens 1,5 Liter trinken (vorwiegend Mineralwasser). An der Basis stehen die Grundnahrungsmittel, welche langkettige Kohlenhydrate enthalten wie Brot, Kartoffeln und Nudeln. Die nächsthöhere Ebene besteht aus Gemüse und Obst, wobei der Gemüsekonsum höher sein sollte. Es folgen Proteine und eiweißhaltige Nahrungsmittel wie Milch und Milchprodukte, Fisch und Fleisch, sowie Eier. An der Spitze stehen tierische Fette und Süßigkeiten (Zucker), von diesen nur wenig konsumiert werden sollten. Im DGE-Medienservice ist ein Faltmodell zum Zusammenkleben mit Kurzanleitung für Kurse und Unterrichtsstunden erhältlich, denn gerade die Zielgruppe der Kinder und Jugendlichen ist beim Thema Ernährung von besonderer Bedeutung. In der Wachstumsphase ist für die körperliche und geistige Entwicklung eine optimale Versorgung mit allen Nährstoffen sehr wichtig. Zusätzlich bietet die Internetseite der DGE „FIT KID – die Gesund-Essen-Aktion für Kitas" Informationen zur Ernährung von Säuglingen, Kleinkindern und Kindern bis sechs Jahren.[30]

---

[28] Leonhäuser, Ingrid-Ute et al. (2009), S. 20–21.
[29] Vgl. Molderings, Mareen (2007), S. 7.
[30] Vgl. Deutsche Gesellschaft für Ernährung (2016), o. S.

4.2 Soziale Ungleichheit und Ernährung bei Kindern und Jugendlichen

Kinder und Jugendliche gelten als eine besonders sensible und deshalb speziell zu be-
obachtende und zu begleitende Gruppe, da sie in ihrer Nahrungsmittelversorgung auf ihr
soziales Umfeld angewiesen sind. Kinder haben einen höheren Bedarf an Nährstoffen als
Erwachsene, weshalb sie eine nährstoffdichtere Nahrung benötigen, um die Entwicklung
eines gesunden Immunsystems zu ermöglichen.[31] Eine fundierte Datengrundlage über das
Ernährungsverhalten von Kindern und Jugendlichen liefert die EsKiMo-Studie (Ernährungsstudie als KiGGS-Modul), die vom Robert Koch-Institut und der Universität Paderborn als Teil von KiGGS durchgeführt und vom Bundesministerium für Ernährung, Land-
wirtschaft und Verbraucherschutz finanziert wurde. Von Januar bis Dezember 2006
wurde das Ernährungsverhalten von 6- bis 17-jährigen Kindern und Jugendlichen erfasst.
An der Studie haben 2.506 Kinder und Jugendliche teilgenommen, wobei je nach Alter
der Teilnehmer zwei unterschiedliche Erhebungsmethoden zum Einsatz kamen: Bei den
6- bis 11-Jährigen führten die Eltern zusammen mit ihrem Kind für drei Tage ein Ernäh-
rungsprotokoll, wobei hingegen mit den 12- bis 17-Jährigen ein Ernährungsinterview
durchgeführt wurde.[32]

Im Folgenden wird der Verzehr von Lebensmitteln bei Kindern und Jugendlichen dargestellt. Die Verzehrgewohnheiten wurden mit den optimiX-Empfehlungen des For-
schungsinstitutes für Kinderernährung in Dortmund verglichen.[33] OptimiX steht für die
„Optimierte Mischkost" und ist ein wissenschaftlich begründetes Konzept für die Ernährung von Kindern und Jugendlichen im Alter von 1 bis 18 Jahren. Entwickelt wurde dieses Konzept vom Forschungsinstitut für Kinderernährung Anfang der 1990er Jahre und
wird seitdem immer wieder an neue wissenschaftliche Erkenntnisse angepasst.[34]

---

[31] Vgl. Robert Koch-Institut; Universität Paderborn (2007), S. 1.
[32] Vgl. Robert Koch-Institut; Universität Paderborn (2007), S. 4–8.
[33] Vgl. Robert Koch-Institut; Universität Paderborn (2007), S. 51.
[34] Vgl. Forschungsinstitut für Kinderernährung e.V. Dortmund (2017), o. S.

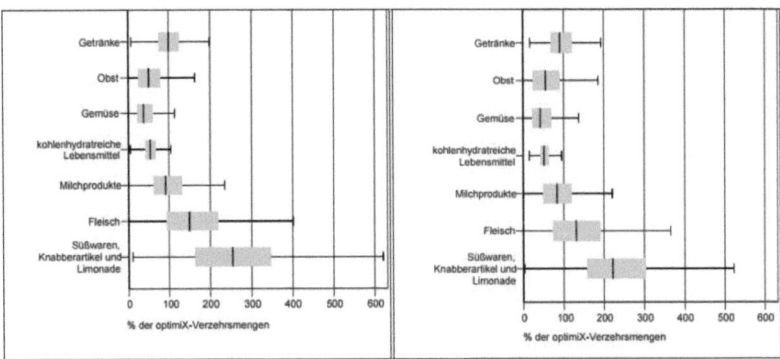

Abbildung 4-1: Verteilungen der erreichten Prozentanteile der Empfehlung für Lebensmittelgruppen, Jungen (links), Mädchen (rechts), 6 bis 11 Jahre

Quelle: Robert Koch-Institut; Universität Paderborn (2007), S. 55.

Die Flüssigkeitszufuhr der sechs- bis elfjährigen Jungen liegt im Median geringfügig oberhalb der optimalen Verzehrempfehlung, die Mädchen liegen leicht unter der Empfehlung. Bei individueller Betrachtung erreichen jedoch viele Kinder nicht die empfohlene Trinkmenge: 49% der Jungen sowie 59% der Mädchen trinken zu wenig. Der Obst- und Gemüsekonsum sollte je nach Alter und Geschlecht jeweils zwischen 200 und 350g pro Tag liegen, von den meisten Kindern werden jedoch deutlich geringere Mengen verzehrt. Der Gemüseverzehr der sechs- bis elfjährigen liegt weit unterhalb der Empfehlung und wird nur von 6% der Jungen und 7% der Mädchen erreicht. Die meisten Kinder verzehren weniger als 50% der empfohlenen Gemüsemenge. Beim Obstverzehr sieht es etwas besser aus, dennoch erreichen nur 15% der Jungen und 19% der Mädchen in diesem Alter die empfohlenen altersgemäßen Mengen. Etwa die Hälfte isst weniger als 50% der empfohlenen Mengen. Kohlenhydratreiche Lebensmittel werden von der großen Mehrheit der sechs- bis elfjährigen Kinder nicht in den empfohlenen Mengen verzehrt. Die empfohlene Verzehrmenge liegt hier zwischen 350 und 520g pro Tag, tatsächlich verzehren sowohl die Jungen als auch die Mädchen im Median nur etwa 230g pro Tag. Von den Mädchen erreichen nur 2% und von den Jungen nur 5% die empfohlene Menge. Damit sind hier die kohlenhydratreichen Lebensmittel die Lebensmittelgruppe, bei denen die Empfehlungen am wenigsten erreicht werden. Weniger als die Hälfte der sechs- bis elf-

jährigen Jungen erreichen die empfohlenen Verzehrmengen für Milch und Milchprodukte. Noch geringer ist der Anteil unter den Mädchen, von denen nur 37% die empfohlene Menge aufnehmen. Die Jungen konsumieren im Median 256g pro Tag, während die
Mädchen 224g pro Tag verzehren. Ein Großteil der Kinder liegt mit seinem Fleisch- und
Wurstkonsum im Bereich über der Empfehlung bis hin zur doppelten Menge. Die Jungen
essen mit 72% mehr als die empfohlene Menge, die Mädchen überschreiten mit 64% die
Verzehrempfehlung. Die am höchsten konsumierte Lebensmittelgruppe stellt die Gruppe
der Süßwaren, Knabberartikel und Limonade dar: Insgesamt nehmen fast alle Kinder
deutlich mehr Energie von diesen „geduldeten Lebensmitteln" auf, als von optimiX empfohlen. Dies trifft auf 93% der Jungen und auf 90% der Mädchen zu. Etwa ein Drittel
nimmt über das empfohlene Maß hinaus bis zur doppelten der empfohlenen Energiemenge auf, ein weiteres Drittel erreicht mehr als das Doppelte bis zum Dreifachen der
empfohlenen Menge und mehr als die dreifache empfohlene Energiemenge verzehren
35% der Jungen und 26% der Mädchen.[35]

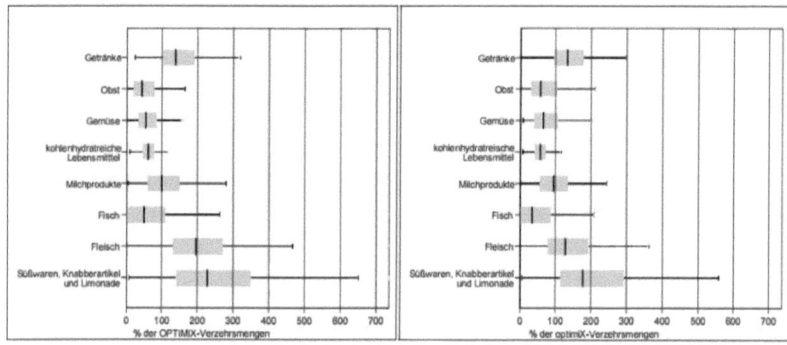

Abbildung 4-2: Verteilungen der erreichten Prozentanteile der Empfehlung für Lebensmittelgruppen, Jungen (links), Mädchen (rechts), 12 bis 17 Jahre

Quelle: Robert Koch-Institut; Universität Paderborn (2007), S. 56.

Generell ist zu beobachten, dass der Getränkekonsum wie empfohlen mit dem Alter zunimmt, nur 21% der zwölf- bis siebzehnjährigen Jungen, sowie 27% der Mädchen errei-

---

[35] Vgl. Robert Koch-Institut; Universität Paderborn (2007), S. 51–63.

chen die Empfehlung nicht. Auch die 12- bis 17-Jährigen essen zu wenig pflanzliche Lebensmittel: Nur 18% der Jungen und 29% der Mädchen erreichen die Empfehlung. Beim Gemüseverzehr erreichen 48% der Jungen und 37% der Mädchen weniger als die Hälfte der Empfehlung. Die empfohlene Obstmenge erreichen nur 16% der Jungen und 25% der Mädchen, gleichzeitig essen 59% der Jungen und 46% der Mädchen weniger als 50% der Verzehrempfehlung. Den 12- bis 17-Jährigen wird empfohlen, je nach Alter zwischen 520 bis 880g kohlenhydratreiche Lebensmittel pro Tag zu essen, tatsächlich verzehren die Jungen in diesem Alter im Median jedoch nur 387g pro Tag, die Mädchen 316g pro Tag. Somit erreichen lediglich 10% der Jungen und 5% der Mädchen die empfohlene Verzehrmenge. Milch und Milchprodukte werden bei den 12- bis 17-jährigen Jungen mit 305g pro Tag verzehrt und bei den Mädchen mit 236g pro Tag, somit wird im Median die Verzehrempfehlung in etwa erreicht. Der Fischkonsum der Jugendlichen reicht nur bei 28% der Jungen und 21% der Mädchen aus, um die empfohlene Verzehrmenge von optimiX zu erreichen. 39% der Jungen und 43% der Mädchen verzehren weniger als ein Viertel der Empfehlung. Die Hälfte der Jungen müsste ihren Fischkonsum verdoppeln und die Mädchen nahezu verdreifachen, um die Empfehlung zu erreichen. Auch bei den Jugendlichen wird die Verzehrempfehlung für Fleisch, Fleischwaren und Wurst überschritten, besonders hoch ist der Konsum dieser tierischen Lebensmittel bei den Jungen: Von ihnen essen 86% mehr als die empfohlene Menge. Die meisten 12- bis 17- Jährigen (87% der Jungen und 79% der Mädchen) überschreiten die Verzehrempfehlung für „geduldete" Lebensmittel von optimiX ebenfalls wie die 6- bis 11- Jährigen. Bei 24% der Jungen und 21% der Mädchen führt dies zu der doppelten bis dreifachen empfohlenen Energiemenge, weitere 34% der Jungen und 24% der Mädchen nehmen sogar mehr als die dreifache empfohlene Menge auf.[36]

Neben der EsKiMo- Studie liefert die KiGGS-Basiserhebung darüber hinaus Ergebnisse zum Thema Adipositas sowie Essstörungen. Im Folgenden wird zuerst am Beispiel Adipositas, dann am Beispiel der Essstörungen auf die gesundheitliche Ungleichheit bei Kindern und Jugendlichen eingegangen.

---

[36] Vgl. Robert Koch-Institut; Universität Paderborn (2007), S. 51–63.

„Adipositas ist definiert als eine über das Normalmaß hinausgehende Vermehrung des Körperfetts. Berechnungsgrundlage für die Gewichtsklassifikation ist der Körpermassenindex, der sogenannte Body-Mass-Index (BMI). Der BMI ist der Quotient aus Gewicht und Körpergröße zum Quadrat (kg/m²)."[37]

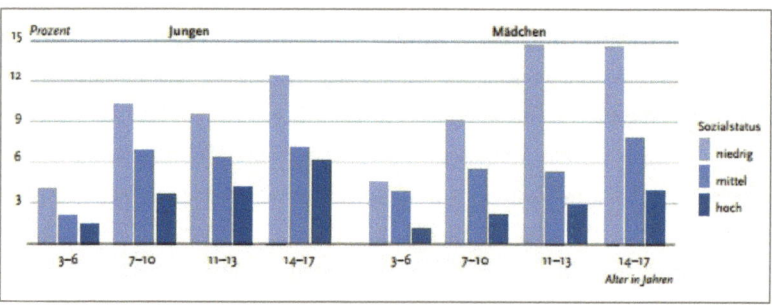

Abbildung 4-3: Adipositas nach Alter, Geschlecht und Sozialstatus

Quelle: Robert Koch-Institut (2008), S. 43.

Wie der Abbildung zu entnehmen ist, tritt Adipositas vermehrt bei Kindern und Jugendlichen auf, die einen niedrigen sozialen Status aufweisen. In der Gruppe der Mädchen zeigt sich dieser Zusammenhang verstärkt. Hier sind knapp 15 % der Jugendlichen aus der niedrigeren Schicht adipös. Das ist im Vergleich zu Mädchen mit sozial hohem Status mehr als das Dreifache.[38]

„Als psychogene Essstörungen werden Störungen der Nahrungsaufnahme oder des Körpergewichts bezeichnet, welche nicht in organischen Ursachen begründet sind. Psychogene Essstörungen können sich in verschiedenen Krankheitsbildern manifestieren. Scharfe Abgrenzungen zwischen den einzelnen Krankheitsbildern zu ziehen, fällt oftmals schwer. Zentral ist jedoch fast immer das Thema Essen als eine Art Lebensmittelpunkt."[39]

---

[37] Deutsche Adipositas-Gesellschaft e.V. (2012), o. S.
[38] Vgl. Robert Koch-Institut; Bundeszentrale für gesundheitliche Aufklärung (2008), S. 43.
[39] DocCheck Medical Services GmbH (2016), o.S.

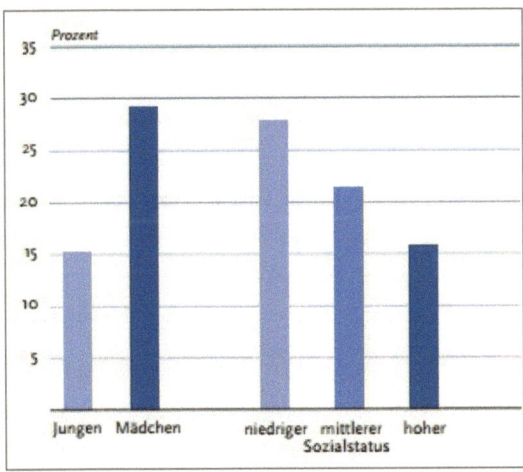

Abbildung 4-4: Häufigkeit von Kindern und Jugendlichen mit Hinweisen auf Essstörungen (SCOFF) nach Geschlecht und Sozialstatus

Quelle: Robert Koch-Institut; Bundeszentrale für gesundheitliche Aufklärung (2008), S. 53.

Auch das Auftreten von Essstörungen steht in einem engen Zusammenhang mit dem sozioökonomischen Status. Kinder und Jugendliche mit niedrigem Sozialstatus weisen nahezu doppelt so hohe Störungen im Essverhalten auf als Kinder und Jugendliche aus einer hohen Sozialschicht. Die Mädchen sind davon deutlich häufiger betroffen als Jungen.[40] Die Ergebnisse der Studie zur Gesundheit von Kindern und Jugendlichen in Deutschland konnten belegen, dass Kinder und Jugendliche aus Familien mit einem niedrigen sozialen Status ein ungünstiges Ernährungsmuster zeigen. Der Verzehr von Vollkornprodukten, frischem Obst und Gemüse sowie Salat und Rohkost steigt mit dem sozioökonomischen Status, während Limonaden, Weißbrot, Fleisch, Wurstwaren, Fastfood-Produkte sowie zuckerreiche Lebensmittel und Knabberartikel vermehrt von Kindern und Jugendlichen aus sozial benachteiligten Schichten konsumiert werden. Diese Unterschiede zeigen sich bei beiden Geschlechtern und sind altersunabhängig.[41]

---

[40] Vgl. Robert Koch-Institut (2008), S. 53.
[41] Vgl. Robert Koch-Institut (2008), S. 104.

4.3   Erklärung sozialer Ungleichheit im Ernährungsverhalten

Zu den dargestellten Studien kann festgehalten werden, dass die Qualität der Ernährung mit abnehmendem Sozialstatus sinkt. Das Ernährungsverhalten ist daher wie kaum ein anderer Bereich des Lebens vor allem durch den sozialökonomischen Status geprägt.[42] Die Ursachen dieser ungleichen Ernährungsqualität liegen vor allem im komplexen Zusammenspiel verschiedener Determinanten: Sozioökonomische und strukturelle Faktoren sowie Aspekte der psychosozialen oder soziokulturellen Umwelt beeinflussen das Ernährungsverhalten in entscheidender Weise, wie in folgender Abbildung dargestellt wird:[43]

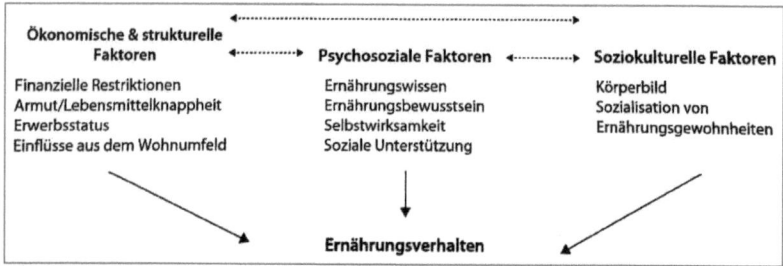

Abbildung 4-5: Erklärungsfaktoren für die Entstehung von sozialen Ungleichheiten im Ernährungsverhalten

Quelle: Muff, Christine; Weyers, Simone (2010), S. 87.

Um diese Abbildung näher zu erläutern, werden im Folgenden auf die ökonomischen und strukturellen, die psychosozialen und die soziokulturellen Faktoren näher eingegangen.

Die ökonomischen und strukturellen Faktoren beinhalten die finanziellen Ressourcen: Eine gesunde Ernährung mit einem hohen Anteil an frischem Obst, Gemüse, Fisch und Vollkornprodukten ist gegenüber Lebensmitteln mit hohem Fett- und Zuckergehalt sowie raffiniertem Getreide für Familien mit niedrigem Einkommen kostenintensiver. Diese energiedichten Nahrungsmittel bieten eine günstige Alternative zu der empfohlenen Ernährung, weshalb es naheliegend ist, dass Familien mit einem geringen Einkommen eher auf diese preisgünstigen Lebensmittel zurückgreifen. Die Qualität der Ernährung nimmt

---

[42] Vgl. Molderings, Mareen (2007), S. 17.
[43] Vgl. Muff, Christine; Weyers, Simone (2010), S. 85.

demnach mit sinkenden Ausgaben für Nahrungsmittel ab.[44] Auch das Erwerbsleben spielt eine wichtige Rolle: Die berufliche Stellung im Arbeitsleben beeinflusst das Ernährungsverhalten. Langzeitarbeitslosigkeit oder eine niedrige berufliche Ausbildung der Eltern führt zur stressbedingten Fehlernährung, weshalb in der Familie eher energiedichte Lebensmittel eingekauft und konsumiert werden. Dies ist eine Strategie der Eltern zur Bewältigung der psychosozialen Belastung, wovon auch die Kinder betroffen sind.[45] Letztlich ist auch die Wohnlage zu berücksichtigen: In sozial schlechter gestellten Wohngebieten ist die Erreichbarkeit von größeren Lebensmittelgeschäften unzureichend gewährleistet und es ist nur ein beschränktes Angebot an gesunden Nahrungsmitteln wie Obst und Gemüse verfügbar, stattdessen findet sich hier eine größere Auswahl an Süßwaren und -getränken sowie Fastfood-Angeboten.[46]

Die psychosozialen Faktoren beinhalten unter anderem das Ernährungswissen: Das Wissen über gesunde Ernährung ist sozial ungleich verteilt, sodass ein Zusammenhang zwischen niedrigem Sozialstatus und ungünstiger Ernährungsqualität auftritt. Personen mit niedriger Bildung vertreten seltener die Ansicht, dass Ernährung und Gesundheit in einem Zusammenhang stehen, was sich auch dadurch zeigt, dass bei Familien mit niedrigem Ernährungswissen eine ungünstigere Nahrungsmittelwahl beobachtet wird.[47] Auch die soziale Unterstützung spielt eine wichtige Rolle: Soziale Unterstützung nimmt mit sinkendem Sozialstatus ab. Sozial isolierte Personen oder Personen mit fehlender emotionaler Unterstützung weisen einen mangelnden Obst- und Gemüseverzehr auf.[48]

Die soziokulturellen Faktoren konzentrieren sich an erster Stelle auf das Körperbild: Personen mit hohem Sozialstatus orientieren sich mehr am Schlankheitsideal als sozial Benachteiligte und sind öfter mit ihrem Körpergewicht unzufrieden. Diese Unterschiede schlagen sich im Ernährungsverhalten nieder, sodass statushöhere Personen auf eine zunehmend kalorienbewusste sowie gesunde Ernährung achten.[49] Neben dem Körperbild sind auch die Ernährungsgewohnheiten von großer Bedeutung: Ernährungsgewohnheiten können einen hohen symbolischen Wert oder eine ausgeprägte traditionelle Verankerung

---

[44] Vgl. Fekete, Christine; Weyers, Simone (2016), S. 199.
[45] Vgl. Fekete, Christine; Weyers, Simone (2016), S. 199–200.
[46] Vgl. Fekete, Christine; Weyers, Simone (2016), S. 200–201.
[47] Vgl. Fekete, Christine; Weyers, Simone (2016), S. 201.
[48] Vgl. Fekete, Christine; Weyers, Simone (2016), S. 201–202.
[49] Vgl. Fekete, Christine; Weyers, Simone (2016), S. 202.

haben und durch Umweltfaktoren beeinflusst werden. Sind sie zum Beispiel an raues Klima oder schwere körperliche Arbeit angepasst, entsprechen sie häufig nicht den aktuellen Ernährungsrichtlinien.[50]

Eine bedeutsame Einflussgröße auf das Ernährungsverhalten ist das soziale Umfeld sowie die Gemeinschaft, in der Kinder aufwachsen. Das Essverhalten wird während der Kindheit und Jugend besonders durch die Familie erlernt und verfestigt, sodass Ernährungsgewohnheiten aus der Kindheit die Ernährungsqualität im Erwachsenenalter maßgeblich prägen.[51] Dies bedeutet, dass das Ernährungsverhalten von Generation zu Generation durch soziales Lernen im Sozialisationsprozess jeweils von den Nachkommen übernommen wird, sich verfestigt und sich infolgedessen auf das eigene Gesundheitsverhalten auswirkt.[52] Ein Säugling ist vollständig auf sein soziales Umfeld – in der Regel die Familie – angewiesen, die für ihn die Auswahl und die Zubereitung der Nahrung übernimmt. Dabei muss sich der Säugling auf das Wissen seiner erwachsenen Bezugspersonen verlassen, die den Bedarf an Nährstoffen sowie die Ernährungsqualität direkt für ihn festlegen. Im weiteren Verlauf der Kindheit werden diese Ernährungsgewohnheiten der Eltern bzw. des sozialen Umfelds erlernt und prägen somit das Ernährungsverhalten der Kinder. Dies wird als eine sozial vermittelte Handlung definiert. Das Ernährungsverhalten wird somit in der Primärgruppe erlernt und dadurch lebenslang beeinflusst.[53] Demzufolge trägt vor allem die Familie dazu bei, die Ernährungsgewohnheiten an die Kinder weiterzugeben. Die Familie ist für die Entwicklung des Kindes von grundlegender Bedeutung, denn sie agiert als zentraler Erfahrungsraum und als relevantes Lernfeld für das Kind in seiner weiteren Entwicklung. Allein das Abstillen im Säuglingsalter ist von großer Bedeutung, weil es einen großen Einfluss auf die körperliche und geistige Entwicklung des Kindes hat.[54] Die Muttermilch versorgt den Säugling mit Nährstoffen und Substanzen, die das Immunsystem stärken und verschiedene Erkrankungen vorbeugen und somit zum gesunden Heranwachsen beitragen.[55]

---

[50] Vgl. Fekete, Christine; Weyers, Simone (2016), S. 202.
[51] Vgl. Fekete, Christine; Weyers, Simone (2016), S. 202.
[52] Vgl. Muff, Christine; Weyers, Simone (2010), S. 86–87.
[53] Vgl. Brombach, Christine (2011), S. 318, 319, 322.
[54] Vgl. Molderings, Mareen (2008), S. 15.
[55] Vgl. Robert Koch-Institut (2015), S.1.

Auch hier zeigen sich Unterschiede nach dem Bildungsstatus der Mutter: Kinder von Müttern mit einfacher Bildung werden seltener sowie kürzer gestillt als Kinder von Müttern, die eine höhere Bildung besitzen, wie aus folgender Tabelle hervorgeht:[56]

	Stillquote (jemals gestillt)		Durchschnittliche Stilldauer in Monaten		Ausschließliches Stillen mind. 4 Monate	
	%	(95 %-KI)	Mittelwert	(95 %-KI)	%	(95 %-KI)
Mädchen	83,5	(80,3–86,2)	7,7	(7,4–8,1)	36,5	(33,3–39,8)
Bildungsstatus der Mutter						
Einfache Bildung	72,5	(64,2–79,5)	6,6	(5,6–7,6)	28,1	(21,1–36,4)
Mittlere Bildung	85,2	(82,4–87,6)	7,6	(7,2–8,0)	35,5	(32,1–39,1)
Höhere Bildung	96,4	(94,5–97,7)	9,5	(8,9–10,1)	53,1	(48,2–58,0)
Jungen	80,8	(77,4–83,9)	7,3	(6,9–7,7)	31,7	(28,6–34,9)
Bildungsstatus der Mutter						
Einfache Bildung	63,8	(52,9–73,5)	5,3	(4,1–6,5)	12,6	(6,6–22,6)
Mittlere Bildung	83,9	(81,3–86,2)	7,2	(6,8–7,6)	34,1	(31,0–37,4)
Höhere Bildung	92,9	(90,0–95,1)	9,2	(8,6–9,9)	46,9	(41,8–52,1)
Gesamt (Mädchen und Jungen)	82,1	(79,8–84,2)	7,5	(7,2–7,8)	34,0	(31,8–36,4)

Tabelle 4-1: Stillverhalten von Müttern bei 0- bis 6-jährigen Mädchen und Jungen (Geburtsjahrgänge 2002-2012) nach Bildungsstatus der Mutter

Quelle: Robert Koch-Institut (2015), S. 3.

Ein weiterer wichtiger Faktor zur Betrachtung der Ursachen des Ernährungsverhaltens von Kindern und Jugendlichen ist das Gruppenverhalten innerhalb von Peer Groups, besonders in der Schule. Hier treffen Kinder und Jugendlichen täglich auf ihre gleichaltrigen Mitschüler, mit denen sie in den Frühstückspausen ihr Essen einnehmen. Das englische Wort ‚Peergroup' lässt sich definieren als „soziale Gruppe von gleichaltrigen Jugendlichen, in der das Individuum soziale Orientierung sucht und die ihm als Bezugsgruppe dient. Peer Groups haben eigene Werte, Einstellungen und Verhaltensweisen. Diese sind geprägt durch Unabhängigkeit von den Werten und Erwartungen der Erwachsenen. Peer Groups weisen jedoch eine starke Konformität gegenüber den Verhaltensnormen der eigenen Gruppe aus und akzeptieren die Führungsrolle von Meinungsführern. Die Zugehörigkeit zu Peer Groups bestimmt entscheidend das Konsumverhalten der Jugendlichen."[57] Die Mitschüler können innerhalb dieser sozialen Gruppe einen enormen Einfluss auf das

---

[56] Vgl. Robert Koch-Institut (2015), S. 1-2.
[57] Gabler Wirtschaftslexikon (2016), o.S.

eigene Essverhalten ausüben, sodass der Aspekt des Essens und Trinkens hier vor allem einen sozialen und kommunikativen Charakter besitzt. Oft wirkt ein Anpassungszwang.[58]

5   Prävention

5.1   Definitionen

„Prävention ist im Gesundheitswesen ein Oberbegriff für zielgerichtete Maßnahmen und Aktivitäten, um Krankheiten oder gesundheitliche Schädigungen zu vermeiden, das Risiko der Erkrankung zu verringern oder ihr Auftreten zu verzögern."[59] Es wird zwischen primärer, sekundärer und tertiärer Prävention unterschieden. Das Ziel der primären Prävention ist es, Krankheiten überhaupt nicht entstehen zu lassen. Ein gutes Beispiel hierfür ist die ‚Volkskrankheit' Diabetes mellitus Typ 2, die in vielen Fällen durch eine gesunde Lebensweise wie bewusste Ernährung und sportliche Aktivitäten vermeiden werden kann. Die sekundäre Prävention beschäftigt sich mit der Früherkennung von Krankheiten, um möglichst im Frühstadium der Erkrankung eine Therapie einleiten zu können. Beispielsweise enthält der Leistungskatalog der gesetzlichen Krankenkassen Früherkennungsuntersuchungen von verschiedenen Krebserkrankungen. Die tertiäre Prävention befasst sich damit, das Fortschreiten einer bereits entstandenen Krankheit zu verhindern sowie deren Komplikationen zu mildern. Hierbei wird auch von medizinischer Rehabilitation gesprochen.[60] Außerdem werden in Bezug auf die Maßnahmen der Prävention zwei Ansätze unterschieden: die Verhaltens- und die Verhältnisprävention. Die Verhaltensprävention bezieht sich auf das individuelle Gesundheitsverhalten eines jeden Menschen, dies sind beispielsweise Maßnahmen zur Raucherentwöhnung. Die Verhältnisprävention umfasst das Umfeld eines Menschen, wie dessen Lebens- und Arbeitsverhältnisse.[61]

---

[58] Vgl. Molderings, Mareen (2008), S. 17.
[59] Bundesministerium für Gesundheit (2016), o.S.
[60] Vgl. Bundesministerium für Gesundheit (2016), o.S.
[61] Vgl. Bundesministerium für Gesundheit (2016), o.S

5.2   Mögliche präventive Maßnahmen

Nachdem der grundsätzliche Handlungsbedarf bezüglich einer Veränderung des Ernährungsverhaltens von Kindern und Jugendlichen aus sozial schwächeren Schichten aufgezeigt wurde, sollen im Folgenden die Möglichkeiten der Prävention anhand der einzelnen
Entwicklungsstufen eines Kindes beleuchtet werden.

Wie bereits erläutert, hat die Familie einen besonders starken Einfluss auf das Ernährungsverhalten von Kindern und Jugendlichen. Deshalb sind hier die Eltern als wichtigste
Zielgruppe der Prävention anzusehen. Die ersten Ansatzpunkte sollten bereits während
der Schwangerschaft einsetzen, nachdem die oben aufgezeigten Analysen ergaben, dass
Mütter aus sozial schwachen Schichten ihre Babys weniger stillen als Mütter mit hohem
Sozialstatus. Diese Aufklärung sollte durch den begleitenden Frauenarzt oder die Heb-
amme erfolgen. Auch nach der Geburt brauchen viele Familien Unterstützung in Ernährungsfragen. Eine mögliche Maßnahme wäre, die Angebote der Hebammen in den ersten
Lebenswochen durch Familienzentren fortzusetzen. Dort könnten Eltern Tipps und Hil-
festellungen zur Gestaltung von Mahlzeiten sowie Beratungen bei der richtigen Nahrungsmittelwahl erhalten. Außerdem könnten Kochkurse angeboten werden.[62]

Der nächste Ansatzpunkt in der weiteren Entwicklung des Kindes wären die Kindertagesstätten, welche einen idealen Rahmen für eine spielerische Ernährungserziehung bilden. Kostenfreie Angebote von gesunden und abwechslungsreichen Mahlzeiten würden
bereits im Vorschulalter das Wissen über gesunde Ernährung vermitteln. Durch entspre-
chende Qualifizierung des Personals könnten auf diesem Weg erneut die Eltern einge-
bunden werden.[63]

Der nächste Schritt im Lebenslauf stellt die Grundschule dar. Sie bildet ein gutes Setting,
um das Thema Ernährung sowohl theoretisch als auch praktisch in den Unterricht zu in-
tegrieren. Neben der Ernährungsbildung, die das Wissen und die Bedeutung einer abwechslungsreichen und gesunden Ernährung vermitteln soll, ist die praktische Umsetzung
wie die Zubereitung von Mahlzeiten von großer Bedeutung. Hierbei sollte vordergründig
eine kritische Auseinandersetzung mit der Lebensmittelwerbung für Kinder erfolgen.

---

[62] Vgl. Robert Koch-Institut (2008), S.2.
[63] Vgl. Robert Koch-Institut (2008), S. 99-106.

Diese Inhalte könnten in den Schulfächern Biologie und/oder Sozialkunde vermittelt werden.[64]

Ganztagsschulen bieten eine gute Möglichkeit für strukturelle Maßnahmen, im Vordergrund steht hier eine gesunde Schulverpflegung, welche auch für diejenigen Kinder zugänglich sein muss, deren Eltern nicht die finanziellen Mittel dafür aufbringen können. Eine Maßnahme wäre zum Beispiel das Bereitstellen von Wasser aus Trinkwasserspendern, um eine ausreichende Flüssigkeitszufuhr zu gewährleisten sowie dazu beizutragen, dass kostenloses Wasser den kostenpflichtigen ungesünderen Alternativen vorgezogen wird. Des Weiteren sind im Rahmen des Nationalen Aktionsplans eine Reihe von Initiativen vorgesehen, die bundesweit zur Verbesserung der Speisenangebote in den Schulen umgesetzt werden sollen (u. a. das Schulobstprogramm).[65]

Neben der Familie bildet, wie bereits dargestellt, die Peergroup eine wichtige Zielgruppe der Prävention von sozial benachteiligten Kindern: Auch hier sollten gezielte strukturelle Maßnahmen zur Verbesserung der Ernährungsgewohnheiten bei Kindern und Jugendlichen erfolgen, wie eine leicht verständliche Lebensmittelkennzeichnung, um eine gesunde Nahrungsmittelauswahl zu ermöglichen. Des Weiteren sollten an Kinder gerichtete Lebensmittelwerbung sowie deren Platzierung in und um Kindersendungen verboten werden. Hierzu ist ein Dialog sowohl mit der Lebensmittelindustrie als auch mit der Medienbranche vonnöten.[66]

---

[64] Vgl. Robert Koch-Institut (2008), S. 99-106.
[65] Vgl. Robert Koch-Institut (2008), S. 99-106.
[66] Vgl. Robert Koch-Institut (2008), S. 99-106.

6   Schlussbetrachtung

Im Rahmen dieser Seminararbeit wurde der Fragestellung nachgegangen, inwieweit sich die soziale Lage auf das Ernährungsverhalten von Kindern und Jugendlichen auswirkt. Die Ergebnisse von KiGGS zeigen ein ungünstigeres Ernährungsverhalten bei Kindern und Jugendlichen mit niedrigem Sozialstatus im Vergleich zu Kindern und Jugendlichen aus sozial bessergestellten Schichten. Daher sollten Präventionsmaßnahmen insbesondere auf diese Zielgruppen ausgerichtet werden.

Die Familie, die Kindertagesstätten sowie die Schulen haben einen besonders starken Einfluss auf das Ernährungsverhalten. Vor diesem Hintergrund sollten in den angesprochenen Institutionen die Elternkompetenz und die Qualifizierung des Personals sowie gesundheitsfördernde und strukturelle Maßnahmen gestärkt werden, um Synergieeffekte zu erreichen.

Zur Sicherung der Qualität in der Ernährungsbildung und -erziehung sollten alle Interventionen dem Forschungsinstitut für Kinderernährung und den aktuellen Empfehlungen der Deutschen Gesellschaft für Ernährung entsprechen.

Das Robert Koch-Institut hat in diesem Bereich eine fundierte Datenbasis generieren können, jedoch sind noch die Ergebnisse der KiGGS Welle 2 abzuwarten, und die darin enthaltene Fortführung der EsKiMo-Studie.

Im Bereich der Prävention sollten, unter Verwendung von zusätzlichen finanziellen Mitteln, weitere Schritte eingeleitet werden damit das Ernährungsverhalten von Kindern und Jugendlichen nachhaltig verbessert wird.

Um die zukünftige Entwicklung des Ernährungsverhaltens von Kindern und Jugendlichen langfristig analysieren und eventuelle Erfolge von Gesundheitsprogrammen erfassen zu können, sollte ein kontinuierliches Ernährungsmonitoring durchgeführt werden.[67]

---

[67] Vgl. Robert Koch-Institut (2008), S. 99-106.

Literaturverzeichnis

Bartsch, Silke: Jugendesskultur: Bedeutungen des Essens für Jugendliche im Kontext Familie und Peergroup, Köln: Bundeszentrale für gesundheitliche Aufklärung (BZgA), 2008

Brombach, Christine: Soziale Dimensionen des Ernährungsverhaltens. Ernährungssoziologische Forschung. In: Ernährungs Umschau 6/2011, S. 318–324. Internet: https://www.ernaehrungs-umschau.de/fileadmin/Ernaehrungs-Umschau/pdfs/pdf_2011/06_11/EU06_2011_318_324.qxd.pdf (letzter Zugriff: 25.10.2016, 18:58 Uhr)

Bundesministerium für Gesundheit (Hrsg.) (2016). Prävention. Internet: http://www.bmg.bund.de/glossarbegriffe/p-q/praevention.html (letzter Zugriff: 29.10.2016, 20:06 Uhr)

Deutsche Adipositas Gesellschaft (Hrsg.) (2012). Definition. Internet: http://www.adipositas-gesellschaft.de/index.php?id=39 (letzter Zugriff: 26.09.2016, 18:34 Uhr)

Deutsche Gesellschaft für Ernährung e. V. (Hrsg.) (2016a). Ernährung von Kindern und Jugendlichen. Internet: https://www.dge.de/ernaehrungspraxis/bevoelkerungsgruppen/kinder-jugendliche/ (letzter Zugriff: 01.11.2016, 14:18 Uhr)

Deutsche Gesellschaft für Ernährung e. V. (Hrsg.) (2016b). Vollwertig essen und trinken nach den 10 Regeln der DGE. Internet: https://www.dge.de/ernaehrungspraxis/vollwertige-ernaehrung/10-regeln-der-dge/ (letzter Zugriff: 14.10.2016; 20:34 Uhr)

Erhart, Michael; Wille, Nora; Ravens-Sieberer, Ulrike: In die Wiege gelegt? Gesundheit im Kindes- und Jugendalter als Beginn einer lebenslangen Problematik. In: Bauer, Ullrich; Bittlingmayer, Uwe H.; Richter, Matthias (Hrsg.): Health Inequalities. Determinanten und Mechanismen gesundheitlicher Ungleichheit Wiesbaden: VS Verlag für Sozialwissenschaften, 2008, S. 331–358

Fekete, Christine; Weyers, Simone: Soziale Ungleichheit im Ernährungsverhalten. Befundlage, Ursachen und Interventionen. In: Bundesgesundheitsblatt-Gesundheitsforschung-Gesundheitsschutz 2, Springer-Verlag Berlin, Heidelberg 2015, S. 197–205

Forschungsinstitut für Kinderernährung e.V., Dortmund, (2017). Internet: http://www.fke-do.de/ (letzter Zugriff: 10.02.2017, 20:34 Uhr)

Georg Graf von Westphalen (2016). Psychogene Essstörungen. In: DocCheck Flexikon. Das Medizinlexikon zum Medmachen. Internet: http://flexikon.doccheck.com/de/Psychogene_Essst%C3%B6rungen (letzter Zugriff: 23.10.2016, 13:20 Uhr)

Hradil, Stefan: Soziale Ungleichheit in Deutschland. 8. Auflage, Opladen: VS Verlag für Sozialwissenschaften, 2001

Hradil, Stefan: Was prägt das Krankheitsrisiko: Schicht, Lage, Lebensstil? In: Richter, Matthias; Hurrelmann, Klaus (Hrsg.): Gesundheitliche Ungleichheit. Grundlagen, Probleme, Perspektiven. 2., aktualisierte Auflage, Wiesbaden: VS Verlag für Sozialwissenschaften, 2009, S. 35–54

Kirchgeorg, Manfred (2012). Peer Group. Internet: http://wirtschaftslexikon.gabler.de/Definition/peer-group.html (letzter Zugriff: 28.10.2016, 23:47 Uhr)

Lampert, Thomas; Richter, Matthias: Gesundheitliche Ungleichheit bei Kindern und Jugendlichen. In: Richter, Matthias; Hurrelmann, Klaus (Hrsg.): Gesundheitliche Ungleichheit. Grundlagen, Probleme, Perspektiven. 2., aktualisierte Auflage, Wiesbaden: VS Verlag für Sozialwissenschaften, 2009, S. 209–230

Lampert, Thomas; Saß, Anke-Christine; Häfelinger, Michael; Ziese, Thomas: Expertise des Robert Koch-Instituts zum 2. Armuts- und Reichtumsbericht der Bundesregierung. In: Beiträge zur Gesundheitsberichterstattung des Bundes. Armut, soziale Ungleichheit und Gesundheit. Stand: 2005. Internet: https://www.rki.de/DE/Content/Gesundheitsmonitoring/Gesundheitsberichterstattung/GBEDownloadsB/Armut.pdf?__blob=publicationFile (letzter Zugriff: 16.10.2016, 14:39 Uhr)

Lauterbach, Karl: Zum Zusammenhang zwischen Einkommen und Lebenserwartung. Stand: 2006. Internet: http://www.sozialpolitik-aktuell.de/tl_files/sozialpolitikaktuell/_Kontrovers/Rente67/Zusammenhang-Einkommen-Lebenserwartung.pdf (letzter Zugriff: 15.10.2016, 14:19 Uhr)

Leonhäuser, Ingrid-Ute; Meier-Gräwe, Uta; Möser, Anke; Zander, Uta; Köhler, Jacqueline: Essalltag in Familien. Ernährungsversorgung zwischen privatem und öffentlichem Raum. Wiesbaden: VS Verlag für Sozialwissenschaften, 2009

Max Rubner-Institut (Hrsg.) (2008). Nationale Verzehrsstudie II. Internet: https://www.bmel.de/SharedDocs/Downloads/Ernaehrung/NVS_ErgebnisberichtTeil2.pdf?__blob=publicationFile (letzter Zugriff: 11.10.2016, 20:56 Uhr)

Mielck, Andreas: Soziale Ungleichheit und Gesundheit. Empirische Belege für die zentrale Rolle der schulischen und beruflichen Bildung. In: Brähler, Elmar; Kiess, Johannes; Schubert, Charlotte; Kiess, Wieland (Hrsg.): Gesund und gebildet. Voraussetzungen für eine moderne Gesellschaft. Göttingen: Vandenhoeck & Ruprecht, 2012, S. 129–145

Mielck, Andreas; Helmert, Uwe: Soziale Ungleichheit und Gesundheit. In: Hurrelmann, Klaus; Razum, Oliver (Hrsg.): Handbuch Gesundheits-wissenschaften. 6. Auflage, Weinheim: Beltz Juvent, 2016, S. 493–515

Molderings, Mareen: Evaluation pädagogisch-didaktischer Ansätze im Rahmen der gesundheitsförderlichen Ernährungserziehung der Grundschule. Einfluss von Unterrichtsformen, Elterneinbeziehung und Zielvereinbarung hinsichtlich einer Veränderung des Ernährungsverhaltens. Baltmannsweiler: Schneider Verlag Hohengehren, 2008

Muff, Christine; Weyers, Simone: Sozialer Status und Ernährungsqualität. Evidenz, Ursachen und Interventionen. In: Ernährungs Umschau 57, S. 84–89, 2010. Internet: https://www.ernaehrungs-umschau.de/fileadmin/Ernaehrungs-Umschau/pdfs/pdf_2010/02_10/EU02_2010_084_089.qxd.pdf (letzter Zugriff: 25.10.2016, 17:52 Uhr)

Richter, Matthias; Hurrelmann, Klaus: Gesundheitliche Ungleichheit: Ausgangsfragen
und Herausforderungen. In: Richter, Matthias; Hurrelmann, Klaus: Gesundheitliche Ungleichheit. Grundlagen, Probleme, Perspektiven. 2. aktualisierte Auflage,
Wiesbaden: VS Verlag für Sozialwissenschaften, 2009, S. 13–33

Robert Koch-Institut (Hrsg.) (2014). Subjektive Gesundheit. Faktenblatt zu KiGGS Welle
1: Studie zur Gesundheit von Kindern und Jugendlichen in Deutschland – Erste
Folgebefragung 2009–2012. RKI, Berlin. S. 3, Internet:
http://www.rki.de/DE/Content/Gesundheitsmonitoring/Gesundheitsberichterstat-
tung/G BEDownloadsF/KiGGS_W1/kiggs1_fakten_subj_gesund-
heit.pdf?__blob=publicationFile (letzter Zugriff: 18.10.2016, 19:25 Uhr)

Robert Koch-Institut (Hrsg.) (2015). Stillverhalten. Faktenblatt zu KiGGS Welle 1: Studie zur Gesundheit von Kindern und Jugendlichen in Deutschland – Erste Folgebefragung 2009–2012. Stillverhalten. Berlin, 2015, Internet:
http://www.rki.de/DE/Content/Gesundheitsmonitoring/Gesundheitsberichterstat-
tung/GBEDownloadsF/KiGGS_W1/kiggs1_fakten_stillen.pdf?__blob=publica-
tionFile (letzter Zugriff: 19.10.2016, 23:12 Uhr)

Robert Koch-Institut (Hrsg.) (2016a). KiGGS Welle 1 – Kurzprofil. Internet:
http://www.kiggs-studie.de/deutsch/studie/kiggs-welle-1.html (letzter Zugriff:
02.11.2016, 14:25 Uhr)

Robert Koch-Institut (Hrsg.) (2016b). KiGGS Welle 2 – Kurzprofil. Internet:
http://www.kiggs-studie.de/deutsch/studie/kiggs-welle-2.html (letzter Zugriff:
03.11.2016, 18:10 Uhr)

Robert Koch-Institut (Hrsg.) (2016c). KiGGS-Basiserhebung - Kurzprofil. Internet:
http://www.kiggs-studie.de/deutsch/studie/kiggs-basiserhebung.html (letzter Zugriff: 02.11.2016; 11:34 Uhr)

Robert Koch-Institut (Hrsg.) (2016d). KiGGS-Studie zur Gesundheit von Kindern und
Jugendlichen in Deutschland. Internet: http://www.kiggs-studie.de/deutsch/stu-
die.html (letzter Zugriff: 06.11.2016, 16:22 Uhr)

Robert Koch-Institut (Hrsg.), Bundeszentrale für gesundheitliche Aufklärung (Hrsg.) (2008a). Erkennen – Bewerten – Handeln: Zur Gesundheit von Kindern und Jugendlichen in Deutschland. Übergewicht und Adipositas. Berlin. S. 41–50, Internet: https://www.rki.de/DE/Content/Gesundheitsmonitoring/Studien/Kiggs/Basiserhebung/GPA_Daten/Adipositas.pdf?__blob=publicationFile (letzter Zugriff: 22.10.2016, 07:04 Uhr)

Robert Koch-Institut (Hrsg.), Bundeszentrale für gesundheitliche Aufklärung (Hrsg.) (2008b). Erkennen – Bewerten – Handeln: Zur Gesundheit von Kindern und Jugendlichen in Deutschland. Störungen des Essverhaltens, Berlin. S. 51–56, Internet: https://www.rki.de/DE/Content/Gesundheitsmonitoring/Studien/Kiggs/Basiserhebung/GPA_Daten/Essverhalten.pdf?__blob=publicationFile (letzter Zugriff: 31.10.2016, 09:36 Uhr)

Robert Koch-Institut (Hrsg.); Bundeszentrale für gesundheitliche Aufklärung (Hrsg.) (2008c). Erkennen – Bewerten – Handeln: Zur Gesundheit von Kindern und Jugendlichen in Deutschland. Ernährung. S. 99–107 Internet: https://www.rki.de/DE/Content/Gesundheitsmonitoring/Studien/Kiggs/Basiserhebung/GPA_Daten/Ernaehrung.pdf?__blob=publicationFile (letzter Zugriff: 06.11.2016, 19:46 Uhr)

Robert Koch-Institut; Universität Paderborn: Forschungsbericht. Ernährungsstudie als KiGGS-Modul (EsKiMo), (2007). Internet: https://www.bmel.de/SharedDocs/Downloads/Ernaehrung/EsKiMoStudie.pdf?__blob=publicationFile (letzter Zugriff: 09.02.2017, 14:23 Uhr)

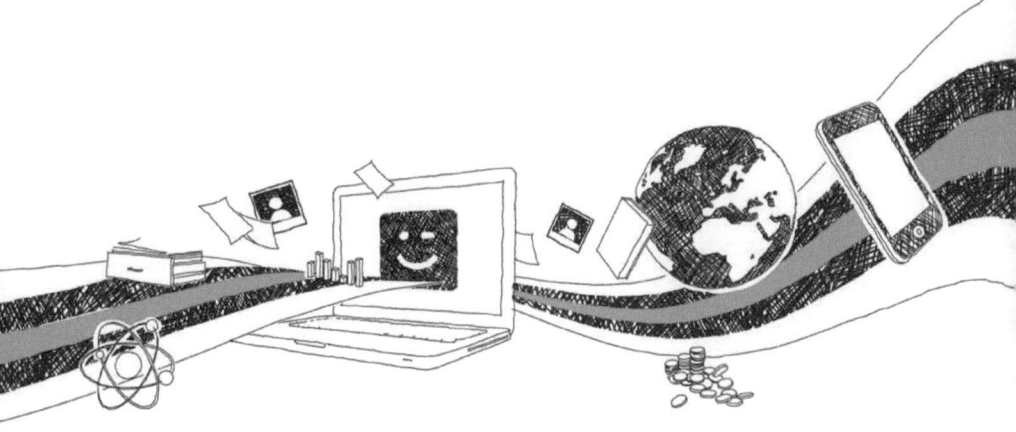
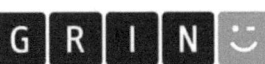